Action Thérapeutique

DES

EAUX DE VICHY

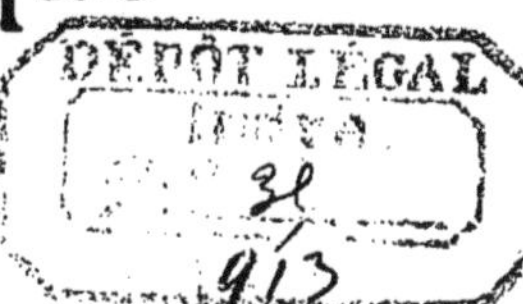

PAR LE

Docteur **SALIGNAT**

Médecin consultant à Vichy

Médecin de l'Hôpital thermal

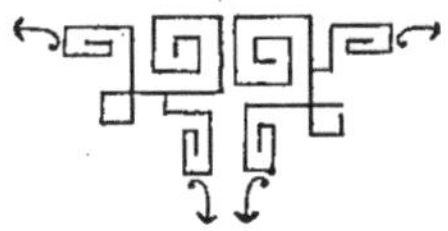

PARIS

ÉDITIONS DE LA "GAZETTE DES EAUX"

3, Rue Humboldt, 3

1913

TRAVAUX DE L'AUTEUR

SUR LES EAUX DE VICHY

Les Cures de Vichy. 1 vol. de 132 pages, Paris, 1902.

Action de la cure de Vichy sur la tension artérielle. *Journal de Physiothérapie*, Paris, 1905.

Recherches physico-chimiques sur les Eaux Minérales de Vichy. Société de Biologie de Paris (séance du 16 Mars 1907).

Note sur les Colloïdes des Eaux de Vichy. Société de Biologie de Paris (séances du 4 Février et du 18 Février 1911).

Les Colloïdes des Eaux Minérales de Vichy. Congrès international de Physiothérapie, du 29 Mars au 2 Avril 1910. Paris.

Discussions sur les colloïdes et sur l'action catalytique des Eaux Minérales. Société d'Hydrologie Médicale de Paris (séances du 18 Novembre 1912 et du 17 Février 1913).

Colloïdes et Eaux Minérales. Communication à la Société d'Hydrologie Médicale de Paris (séance du 3 Mars 1913), en collaboration avec le Dr J. Foucaud.

La défense de l'organisme et le rôle des leucocytes dans les cures thermales. Société de Thérapeutique de Paris (séance du 15 Mai 1911).

Vichy. Ses cures thermales. *Gazette des Eaux*, 11 et 25 Novembre 1911.

Coliques hépatiques suivies d'ictère prolongé par obstruction du cholédoque. Guérison par la cure de Vichy. *Le Centre Médical*, Nos 5 et 6, 1911.

La défense de l'organisme dans les cures thermales. Société d'Hydrologie Médicale de Paris (travail de candidature), 1912.

Le rôle de la cholécystite dans la colique hépatique. Société de Médecine de Paris (séance du 9 Février 1912).

Fausse angine de poitrine, d'origine hépatique, guérie par la cure de Vichy. *Le Centre Médical*, 1912.

Action Thérapeutique

DES

EAUX DE VICHY

PAR LE

Docteur SALIGNAT

Médecin consultant à Vichy

Médecin de l'Hôpital thermal

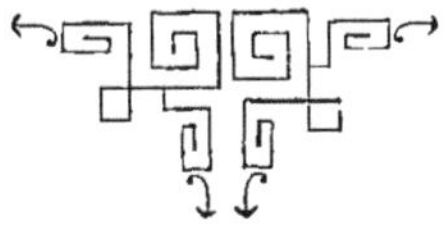

PARIS

ÉDITIONS DE LA "GAZETTE DES EAUX"

3, Rue Humboldt, 3

1913

TRAVAUX DE L'AUTEUR

(suite)

Recherches sur les modifications du sang pendant la cure de Vichy. Société de Thérapeutique (séance du 12 Février 1913), en collaboration avec M. V. Léger.

Traitement de l'hyperchlorhydrie et de l'ulcère chronique de l'estomac par les Eaux de Vichy. *Le Centre Médical*, 1906.

L'entéro-colite muco-membraneuse et ses causes. Son traitement par les Eaux de Vichy. *Journal de Physiothérapie*, Nos 31 et 32, 1905.

Les sténoses du pylore par ulcère chronique de l'estomac. Résultats obtenus par la cure de Vichy. VIIIe Congrès d'Hydrologie, Alger, 1909.

Etude sur les variations de la tension artérielle pendant la cure de Vichy. VIIIe Congrès d'Hydrologie, Alger, 1909.

Action de la cure de Vichy sur les fonctions gastriques dans diverses variétés de dyspepsies hypersthéniques et dans l'ulcère chronique de l'estomac. *Bulletin général de Thérapeutique*, 23 Septembre 1909.

A propos de l'application des régimes dans les Villes d'Eaux. IIIe Congrès International de Physiothérapie et *La France Médico-Thermale*, Avril 1910.

Résultats obtenus par la cure de Vichy dans deux types de sténose pylorique ulcéreuse. *Le Centre Médical*, 1910.

Recherches sur les variations leucocytaires pendant la cure de Vichy. En collaboration avec M. V. Léger. *La France Médico-Thermale*, Novembre 1910.

Action thérapeutique des Eaux de Vichy

Par le Docteur SALIGNAT

Médailles d'Argent de l'Académie de Médecine
Eaux Minérales (1909-1910-1911)

Les Villes d'Eaux françaises sont caractérisées par l'importance, toujours considérable, attribuée au *traitement hydro-minéral interne ou externe.*

Elles diffèrent par là essentiellement des Villes d'Eaux étrangères, où ce même traitement est généralement relégué au second plan, après les agents physiques.

D'où vient une telle différence? Elle provient de ce qu'en France les Eaux Minérales, par leur énergie et par leur variété, sont des médicaments capables de se suffire à eux-mêmes lorsqu'il s'agit de combattre les affections les plus diverses. Certes, chez nous, on utilise très souvent aussi les diverses ressources de la physiothérapie, mais il s'agit alors des médications simplement *adjuvantes* ayant pour but de renforcer les effets de la cure thermale, ce qui est tout à fait différent.

Or Vichy, la première de nos Stations françaises et la mieux organisée pour la pratique des agents physiques, ne s'écarte pas de la tradition, puisqu'on y observe que l'emploi des Eaux Minérales reste toujours la partie essentielle de tout traitement.

Il m'a donc paru intéressant d'insister sur le mode d'action thérapeutique de nos Eaux et d'exposer ici l'importance de certaines recherches, susceptibles d'éclairer cette question.

Les Eaux de Vichy sont des eaux minérales naturelles *bicarbonatées sodiques fortes :* chaudes, tempérées ou froides. Leur caractéristique générale, au point de vue chimique, est leur forte teneur en bicarbonates, principalement en bicarbonate de soude. Suivant les sources, on trouve, à l'analyse, de 4 grammes et demi à 5 grammes et demi de bicarbonate de soude par litre.

Le rôle des médicaments alcalins est bien connu en médecine ; aussi les chimistes n'ont pas hésité à faire de la cure de Vichy une *médication hydro-minérale alcaline type.* C'est par leur alcalinité que nos Eaux agiraient sur le sang et sur les liquides de l'organisme, en diminuant leur acidité dans diverses affections chroniques. C'est par là, aussi, qu'elles favoriseraient le travail d'assimilation et de désassimilation de la nutrition. Enfin, l'action régulatrice des fonctions du foie, reconnue aux bicarbonates alcalins, expliquerait encore l'action élective, sur le foie, des diverses cures de Vichy. Ces idées eurent beaucoup de succès et elles contribuèrent à étendre la vogue de nos Eaux, à l'époque où la théorie humorale dominait en médecine. Aujourd'hui encore ces idées subsistent et il convient de faire une large part aux alcalins, lorsqu'il s'agit d'expliquer le mode d'action des Eaux de Vichy.

Un rapide coup d'œil sur l'analyse chimique complète des principales sources de la Station montrera qu'à côté des alcalins, il existe de nombreuses substances capables elles aussi de jouer un rôle thérapeutique.

Ces diverses analyses ont été faites par Wilm avec la plus grande précision possible, ce qui est indispensable, car une substance chimique, même à très faible dose, peut avoir une grande importance, comme on le verra lorsqu'il s'agira de ions ou de colloïdes.

En ne considérant pour l'instant que la chimie simple, on voit que les Eaux de Vichy contiennent, outre le bicarbonate de soude, de nombreuses substances. Il convient d'insister en particulier sur le *fer,* l'*arsenic* et la *lithine,* dont le mode d'action est bien connu en thérapeutique générale. Pourquoi n'admettrait-on pas que l'action reconstituante du sang puisse être due précisément à cette association, dans nos Eaux, du fer et de l'arsenic ? Ne conviendrait-il pas aussi d'attribuer une certaine importance à la lithine, capable de dissoudre l'acide urique dans la gravelle et dans la goutte? En réalité on ne peut que poser le problème, car une eau minérale est un agent thérapeutique extrêmement complexe, dont on peut connaître les effets d'ensemble, mais dont il est difficile de dissocier les éléments pour en étudier la valeur individuelle.

	Grande Grille	Hôpital	Chomel	Lucas	Parc	Célestins
	gr.	gr.	gr.	gr.	gr.	gr.
Acide carbonique libre . .	3 3748	3 5324	0.3394	3.4200	3 5197	3.2645
Acide carb. des bicarbonates	0,8494	1,1770	0 9729	1 6798	1,6936	1.7765
	(430 cc.)	595 cc.)	(492 cc.)	(350 cc)	(857 cc.)	(899 cc.)
Bicarbonate de sodium	4,9849	4.9868	5,0108	4,8436	4.9778	4,4325
— de calcium	0 3641	0 5445	0 3612	0,5044	0 8883	0 7222
— de magnésium.	0,0736	0,0795	0.9709	0 0757	0 0951	0 3016
— ferreux . . .	0,0038	0 00 8	0,0012	0.0062	0,0118	0.0012
— de potassium .	0,3187	0.4010	0 3215	0.2968	0,2863	0.2990
— de lithium	0 0303	0,0362	0,0362	0,0244	0,0295	0,0281
Sulfate de sodium.	0,2795	0.2667	0 2757	0.2660	0,2638	0,2734
Chlorure de sodium	0.5737	0,5675	0.5751	0.5679	0 5693	0 5291
Arséniate disodique	0 0008	0 0012	0 0008	0.0008	0,0009	0,00075
Silice.	0 0652	0,0620	0 0640	0 0503	0 0487	0.0395
Acide borique, iode, strontium, rubidium. . . .	traces	traces	traces	traces	traces	traces
Matières organiques.	0.0064	0 0015	0 0083	0,[illegible]015	traces	traces
Résidu sec par litre.	5 0164	5 18.8	5,0368	5 1828	5,1241	4,77565
Minéralisation totale sans l'acide carbonique libre .	6,7038	6,9490	6,7325	6.7340	6 8849	6,4058

L'analyse chimique, très complète, offre un autre intérêt, c'est de permettre de reconnaître dans l'Eau de Vichy les substances salines et les métaux qui entrent dans la constitution des liquides de notre organisme. C'est pour cela qu'on peut dire de cette Eau qu'elle constitue un milieu vital ou une véritable *lymphe minérale*. Si donc au cours d'une maladie chronique l'organisme subit, ainsi qu'il est fréquent de l'observer, une déminéralisation, il trouve dans l'Eau de Vichy tous les principes qui lui font défaut.

L'Eau minérale offre un milieu riche en *substances assimilables*, parmi lesquelles l'organisme retiendra celles qui lui font défaut. Bien plus, l'organisme trouvera encore, dans cette Eau, des *agents de solubilisation* capables de dissoudre les éléments anormaux ou en excès et de les entraîner au dehors. C'est ainsi qu'il se produit, sous l'influence des cures de Vichy, un double mouvement d'*assimilation* et de *désassimilation*.

Certes l'analyse chimique, ainsi qu'on vient de le voir, nous fournit de précieux renseignements, mais elle ne peut suffire à tout expliquer Tout d'abord, les groupements des éléments qu'elle nous présente sont purement *hypothétiques*. Ainsi que l'a dit M. Frenkel : « Jamais aucun chimiste n'a eu la prétention d'affirmer que les tableaux d'analyses des eaux en carbonates, bicarbonates, sulfates, chlorures, expriment réellement l'état dans lequel les substances se trouvent dans une eau minérale. »

En effet, on peut composer chimiquement, c'est-à-dire artificiellement, une *eau minéralisée* semblable à l'Eau de Vichy, mais cette eau ne sera jamais une *eau minérale* véritable, car elle n'en aura pas les propriétés thérapeutiques. Il y a une autre raison à cela, c'est que l'eau minérale possède un *dynamisme* particulier. On sait que par dynamisme (dunamis, force), on entend toute propriété se manifestant par la mise en liberté d'énergie par rupture d'équilibre entre des forces opposées.

Les substances contenues dans les Eaux de Vichy ne sont pas des substances inertes, mais des substances actives ayant une énergie très considérable par suite de la rupture de l'équilibre des forces qu'elles possèdent à leur émergence.

Nous devons à la physico-chimie, une science encore nouvelle, les divers procédés de recherches capables de faire reconnaître ces forces et de les mesurer. C'est ainsi qu'à Vichy on a déjà étudié l'état électrique, la radio-activité, l'ionisation, l'état colloïdal, etc... Les notions nouvelles que nous avons pu ainsi acquérir ne sont pas en contradiction avec celles qui ont été précédemment exposées ; elles font mieux comprendre l'énergie de l'action thérapeutique des Eaux de Vichy. Elles démontrent que les gaz et les éléments solides de ces Eaux ont des qualités plus ou moins instables, dues à leur constitution physique. Aussi a-t-on pu dire que les Eaux Minérales, à leur émergence, étaient *vivantes*, c'est-à dire que leurs principes chimiques étaient en voie de transformations très actives. Par là s'explique l'importance des cures faites à la Station avec des Eaux ayant leur *maximum d'énergie*, par opposition aux cures faites au loin avec des Eaux transportées, douées encore d'une certaine énergie, mais très atténuée.

L'*origine plutonienne* des Eaux Minérales paraît bien démontrée. On ne trouve ces Eaux qu'au voisinage des terrains volcaniques. Elles contiennent les mêmes gaz rares que laissent échapper les cratères des volcans. Les Eaux de Vichy proviennent du Massif Central, dont la nature volcanique est attestée par cette curieuse chaîne des Puys, située en Auvergne. Le Massif Central est, du reste, une des contrées les plus riches du monde en Eaux Minérales et celle qui présente le plus grand nombre de Villes d'Eaux.

Nous devons à M. le Professeur Armand Gautier la meilleure théorie qui ait été émise sur la formation des Eaux Minérales. Les roches en fusion situées, comme l'on sait, au-dessous de l'écorce terrestre, dégagent continuellement des gaz dont la pression chasse les laves à travers les failles et les fentes de la couche rocheuse avoisinante. Cette couche rocheuse s'échauffe et émet son eau de constitution sous forme de vapeurs qui entraînent avec elles les principes les plus volatils ou les plus solubles des milieux traversés. En vertu de sa propre pression et de celle des gaz qu'émet sans cesse le noyau terrestre, la vapeur d'eau se fait jour à travers les failles supérieures, d'où elle sort sous forme d'eaux minérales véritables ou eaux minérales profondes. « Ces eaux nouvelles nous apportent ainsi tout un ensemble d'éléments actifs, connus ou inconnus : radium, actinium, émanations, hélium et congénères, etc., agents mystérieux dont nous ne soupçonnions pas l'existence il y a quelques années. » (A. Gautier). Des conditions de température excessive et de forte pression président donc à l'élaboration de nos Eaux en donnant à leurs éléments chimiques un état physique ou dynamique particulier, qu'il convient maintenant d'étudier.

Les Eaux de Vichy sont *chaudes*, *tempérées* ou *froides* ; leur température varie entre 15° et 44°. Si l'on s'en rapporte à leur mode de formation, toutes ces eaux ont primitivement une même température, extrêmement élevée, mais elles subissent dans la suite un refroidissement plus ou moins considérable. Ce refroidissement se produit dans le trajet parcouru par les eaux à travers les failles supérieures des terrains traversés avant de sourdre à la surface du sol. Plus le trajet est direct et moins le refroidissement sera considérable et inversement plus le trajet sera long, dans les terrains plus froids, et plus aussi le refroidissement sera considérable. Ces notions permettent d'expliquer comment les Eaux de Vichy, ne traversant pas les mêmes terrains ou les traversant à des températures différentes, n'entraînent pas avec elles les mêmes éléments, ces éléments étant empruntés aux milieux avec lesquels les eaux sont successivement en contact.

On comprend maintenant pourquoi la minéralisation des diverses sources de Vichy diffère, même lorsque le point d'émergence est très rapproché, comme pour la Grande-Grille et Chomel. On comprend encore pourquoi chaque source a une *constitution spéciale* et une *action thérapeutique spécifique*.

Depuis longtemps, les médecins de Villes d'eaux avaient observé que lorsqu'on déplaçait le point d'émergence d'une source d'eau minérale on modifiait ses propriétés thérapeutiques, ce qui s'explique également par tout ce qui vient d'être dit.

La température des eaux de Vichy, ainsi qu'on le conçoit, ne peut guère être influencée par la température atmosphérique. De fait, par les étés les plus chauds et par les hivers les plus froids, les différences sont peu importantes, aussi bien pour les sources chaudes que pour les sources froides. J'ai pu moi-même constater que la température de Prunelle était aujourd'hui exactement la même que celle qui avait été notée il y a cinquante ans déjà. Ce caractère de fixité de température indique que nos Eaux sont bien d'origine plutonienne et qu'elles n'ont aucune ressemblance avec les eaux de surface ou même souterraines ordinaires. Des malades trouvent que certains jours l'eau minérale prise à la même source est plus chaude ou plus froide que la veille. Cela provient de la température du verre dans lequel ils boivent, et aussi des sensations personnelles, lesquelles sont variables d'un jour à l'autre. Des recherches suivies, faites avec des thermomètres de grande précision, ont démontré que la température des sources ne pouvait varier dans des limites appréciables pour les buveurs.

La *fixité de la température* des sources est en rapport avec la *fixité de leur minéralisation*. On sait que la minéralisation des Eaux minérales reste souvent invariable à travers les siècles et qu'elle ne peut être influencée que par de grandes dislocations de l'écorce terrestre. Aussi longtemps les Eaux suivront les mêmes trajets, aussi longtemps les mêmes phénomènes se reproduiront et les mêmes principes chimiques seront entraînés. Jusqu'ici, les Eaux de Vichy n'ont guère subi de modifications et *leur minéralisation ainsi que leur température restent à peu près invariables*, depuis l'époque la plus lointaine. Cette particularité offre un grand intérêt, puisqu'elle assure *une médication toujours identique*, dont les effets sont bien connus.

La recherche de l'*indice de réfraction* permet de contrôler rapidement la constance de composition de l'eau au griffon. Elle a été faite pour les Eaux de Vichy par M. Lancien. Pour la Grande-Grille, l'Hôpital et Chomel, l'indice de réfraction est de 1,34157, correspondant exactement à celui d'une solution de bicarbonate de soude à 6,25 pour 1000.

L'origine profonde des Eaux de Vichy et la haute température à laquelle sont élaborées ces eaux leur assurent une stérilisation parfaite. Convenablement captées et mises à l'abri de l'air, elles sont tout à fait *aseptiques*. Cette propriété est importante, qu'il s'agisse d'utiliser les Eaux de Vichy en boisson ou en applications externes. Avant que nos sources fussent soigneusement abritées, M. Poncet avait découvert, à l'émergence, divers microbes, dont aucun n'était pathogène et par conséquent ne pouvait apporter dans l'organisme des germes nocifs. M. le professeur Pouchet, lors des travaux exécutés pour mettre les sources à l'abri de l'air, fit, lui aussi, des recherches bactériologiques. Tous les microbes et tous les germes avaient disparu après les travaux de couverture, preuve évidente que ces micro-organismes provenaient de l'atmosphère ambiante. Aujourd'hui, nos Eaux ne coulent plus librement à l'air, elles sont emprisonnées sous des cloches de pierre ou de verre. Le coup d'œil est moins séduisant, puisque l'on voit moins les eaux bouillonner sous la pression des gaz ; en revanche, maintenant, les Eaux de Vichy sont *bactériologiquement pures*, ce qui est l'essentiel.

Suivant leur température, les sources de Vichy peuvent être réparties en trois grandes catégories : 1° chaudes, 2° tempérées, 3° froides.

Sources chaudes	Sources tempérées	Sources froides
Chomel 42°6	Lucas 26°	Mesdames 19°
Grande Grille 41°25	Lardy 22°3	Célestins 16°7
Boussanges 40°4	Prunelle 21°	Dubois 14°8
Hôpital 33°	Parc 20°8	Larbaud 14°1

Températures prises par MM. Alquier, Mauban, Salignat et Vauthey le 20 septembre 1912. Température extérieure, 12 degrés.

Déjà on peut observer qu'il existe entre ces 3 grandes catégories un mode d'action *très différent*. Les sources chaudes paraissent plus profondément modificatrices de la nutrition, les sources froides plus diurétiques, les sources tempérées auraient des qualités intermédiaires à celles des deux précédentes catégories. Il y a plus encore, puisque entre les différentes sources chaudes, froides, etc., il existe des différences assez accentuées pour qu'il ne soit pas indifférent de prescrire telle ou telle source chaude, etc. Il y a là toute une gamme thérapeutique, variable encore suivant les doses et suivant les malades. Enfin, il est parfois indiqué de donner en même temps plusieurs sources chaudes, froides ou tempérées.

Un autre caractère des Eaux Minérales de Vichy, c'est qu'elles sont *isotoniques*. En effet, depuis longtemps déjà, MM. Chanoz et Doyon ont démontré que ces eaux ne laquaient pas le sang. Malgré leur degré de minéralisation totale et leur point cryoscopique, inférieurs à ceux des solutions isotoniques chimiques, les eaux chaudes de Vichy se comportent, vis-à-vis des globules sanguins, comme des solutions isotoniques. On peut si l'on veut et sans aucun inconvénient les injecter directement dans les tissus, comme l'a démontré M. Clermont.

La cryoscopie, appliquée aux eaux minérales, ne peut guère donner de renseignements importants, parce qu'il s'agit de solutions complexes et instables. Le *point cryoscopique* des principales sources de Vichy a été relevé par MM. Chanoz et Doyon, Bodart et Gautrelet, Sérégé, etc.

La recherche de la *tension superficielle* a été faite par M. Iscovesco et elle lui a donné les résultats suivants :

Sources	Par rapport à l'eau	en dynes cent.
Grande Grille.....	1.00258	75.19
Hôpital....	1 00258	75.19
Célestins	0.99916	74.37
Chomel........ ..	1.00371	75.29

La tension superficielle de ces diverses sources est supérieure à celle du sang humain, qui ne dépasse guère 72 dynes cent.

La *radio-activité* et les *gaz rares* ont été étudiés à Vichy par M. Moureu. Les résultats obtenus ont été les suivants :

Sources	Azote	Argon + traces Kr. gaz lourds	Hélium + traces Ne. gaz légers	Emanation de radium en millimicrocurie par litre à l'émergence
Célestins..........	15,07	0,302	0,123	1.58
Chomel....	0,162	0 0027	0,0015	4,09
Grande Grille	0 51	0 0172	0,0018	0,30
Hôpital........ ...	1,20	non dosés	non dosés	0 14
Mesdames.........	1,72	»	»	0,76

Sans doute, on remarquera que la radio-activité de ces sources est assez faible, mais elle n'est pourtant pas négligeable, surtout si l'on considère qu'elle s'ajoute à d'autres facteurs plus importants : état électrique, ionisation, état colloïdal, etc.

Si au lieu de considérer le débit liquide, on calcule, comme l'a préconisé M. Frenkel, le débit gazeux des sources de Vichy, la radio-activité prend une plus grande importance. En effet, la source Boussange n'a que 0,6 millimicrocurie par litre, mais comme cette source débite, par heure, 60.000 litres de gaz, il s'ensuit que son hororadioactivité, c'est-à-dire la quantité d'émanation de radium par heure, est de 36.000 millimicrocuries.

Etant donné l'abondance des gaz émis par les diverses sources de Vichy, on comprend pourquoi l'atmosphère de la Station contient des proportions considérables d'émanations radio-actives que les malades absorbent à leur insu à chaque inspiration. L'air de la Station est donc, de ce fait, particulièrement ionisé, surtout au voisinage des sources, et il joue certainement un rôle thérapeutique favorable.

Lorsqu'on considère encore la proportion importante de *gaz carbonique* que les sources dégagent à l'air libre, on comprend que l'atmosphère de la Station possède des qualités très spéciales. MM. Peyrot et Gautrelet ont dosé, dans différents endroits de la ville, la proportion de gaz carbonique par litre. Ils ont trouvé que cette proportion était surtout élevée au voisinage des sources. Les quantités de gaz carbonique sont cependant encore beaucoup trop faibles pour avoir des effets fâcheux sur l'organisme, mais elles interviennent pour modifier les qualités de l'atmosphère ambiante. Pour ces divers motifs, Vichy doit être avant tout une ville de cures et non une ville de villégiature simple, puisque tout le monde y subit l'influence de l'atmosphère.

De fait, le *climat* de Vichy est très *sédatif* et il exerce par là une action favorable sur le système nerveux. Cette action sédative sert encore, jusqu'à un certain point, de correctif à l'action stimulante des Eaux et des diverses pratiques thermales.

L'atmosphère de Vichy contribue à assurer à la

Station des conditions hygiéniques excellentes. Malgré l'affluence de milliers de malades, venus de tous les points du globe et atteints d'affections les plus diverses, on n'a pas observé dans la ville ou dans la contrée d'épidémies sérieuses. Serait-ce parce que l'air de Vichy est peu favorable au développement des micro-organismes ? Il est permis de le supposer, car, même à l'époque du choléra, lorsque la ville fut envahie par les gens qui fuyaient le fléau, elle s'est montrée tout à fait immunisée. Beaucoup de lithiasiques biliaires sont des porteurs de bacilles typhiques et, cependant, malgré l'affluence de ces malades à Vichy, il n'y a pas de fièvre typhoïde transmise, ainsi que l'a fait observer M. Linossier. On sait aussi que les mouches sont surtout nombreuses auprès des matières organiques en fermentation ou putréfaction et que ces mouches sont souvent des agents de transmission de maladies : or, à Vichy, a fait remarquer M. Frémont, il y a peu de mouches et aussi peu d'oiseaux insectivores.

La radio-activité et les gaz des sources nous ont entraîné à une digression qui a son importance : cependant, nous devons revenir à l'étude des eaux minérales.

Il suffira de signaler la présence d'*électricité* dans les Eaux de Vichy, facile à déceler à l'aide d'un galvanomètre. M. Scoutetten attribuait une grande importance à l'état électrique des Eaux Minérales, mais aujourd'hui les ions et les colloïdes semblent passer au premier rang de toutes les questions de physico-chimie qui viennent d'être exposées.

Convaincu que l'action dynamique des Eaux de Vichy serait seule capable d'expliquer les effets encore si mystérieux de nos Sources, je me suis particulièrement attaché à l'étude de l'*ionisation* et de l'*état colloïdal* des substances contenues dans nos sources.

Lorsqu'on considère des solutions de diverses substances salines, on trouve qu'un nombre plus ou moins considérable de molécules sont dissociées en *ions*, les uns positifs et les autres négatifs. Or, dans toute réaction chimique, ce sont ces ions qui sont seuls véritablement actifs. Il est facile de mesurer le degré d'ionisation d'une solution en faisant passer un courant électrique, puisque le courant passe d'autant plus facilement que le nombre des ions est plus considérable. J'ai donc relevé la *conductibilité électrique* des principales sources de Vichy, en opérant avec un thermostat réglé à 25°.

Les résultats obtenus ont été les suivants :

Sources	Température au griffon	Minéralisation totale (Wilm)	Conductivité électrique à 25°
Dubois.............	14°8	»	47.10^{-4}
Célestins	16°7	6,3952	57 10^{-4}
Mesdames...........	19°	5,8210	61.10^{-4}
Parc...............	20°8	6.8849	70.10^{-4}
Chomel.	42°6	6,7325	71 10^{-4}
Grande Grille	41°25	6.7038	71.10^{-4}
Hôpital.............	33°	6,9490	72 10^{-4}
Lucas..............	26°	6,7340	72.10^{-4}
Prunelle	21°	»	73 10^{-4}
Lardy........... ..	22°3	7 0042	87 10^{-4}

Le degré d'ionisation est élevé pour toutes ces sources. Il n'est pas le même entre les différentes sources, sauf entre la Grande-Grille et Chomel. Il ne suit pas toujours le degré de minéralisation totale ; ce dernier point est important, car il démontre que l'ionisation est surtout influencée par les variations physiques subies par l'eau minérale. La conductibilité électrique baisse de plus en plus dans l'eau recueillie au griffon, au fur et à mesure que cette eau vieillit, bien que la minéralisation totale soit toujours la même, ce qui indique que le nombre des ions va en décroissant en même temps que l'activité thérapeutique de l'eau décroît également.

Dans l'eau embouteillée, l'ionisation baisse d'abord assez rapidement, pour rester ensuite à peu près fixe ou diminuer d'une façon peu sensible. L'eau de Vichy, *exportée en bouteille*, possède, on le sait, une activité certaine, bien qu'assez atténuée par rapport à celle de l'eau minérale prise au griffon. Un moyen d'augmenter l'ionisation de l'eau embouteillée est le *chauffage au bain-marie* dans un récipient hermétiquement fermé pour empêcher la perte des gaz. Ce chauffage est surtout recommandé pour les eaux chaudes à l'émergence, mais les eaux froides peuvent également y être soumises.

Les substances ionisées traversent plus facilement les membranes de notre organisme et elles agissent sur les produits de déchets retenus dans nos cellules en les solubilisant et en les entraînant au dehors. La question des ions est donc d'une très grande importance. En outre de mes recherches personnelles sur la conductibilité électrique des Eaux de Vichy, je dois signaler celles de MM. Chanoz et Doyon, de M. Sérégé et de M. Chassevant.

La question des *colloïdes* semble passionner actuellement certains hydrologues, mais à ce sujet il convient de modérer un enthousiasme qui, parfois, peut paraître prématuré. En effet, il s'agit d'une question excessivement importante, mais présentant d'assez grandes difficultés. J'ai été le premier à démontrer, il y a quelques années déjà, que presque toutes les sources de Vichy contenaient de grandes quantités de substances à l'état colloïdal.

Pour isoler les colloïdes de nos Eaux, je m'étais servi de la dialyse sur des sacs de viscose. Je n'insisterai pas sur les précautions à prendre pour se mettre à l'abri de quelques causes d'erreur. Avec 100 centimètres cubes d'eau, j'avais à la fin de la dialyse un dépôt colloïdal épais, tapissant de plusieurs millimètres d'épaisseur le fond du sac de viscose. En outre de ce coagulum, il y avait encore, dans le liquide du sac de dialyse, de grandes quantités de colloïdes en suspension. Le coagulum pouvait contenir de faibles quantités de cristalloïdes adsorbés par les colloïdes. Par contre, le liquide du sac dialyseur ne contenait, après avoir été décanté, que des colloïdes à l'état de pureté. Ces derniers colloïdes furent caractérisés par les réactions de précipitation et par le transport électrique ; c'étaient des *colloïdes électro-négatifs*. Des analyses chimiques du coagulum ne m'ont donné aucun résultat, à part la découverte d'une petite quantité de fer.

Voici les résultats que j'ai obtenus en faisant agir une solution colloïdale d'hydrate de fer (électro positif) sur un centimètre cube de liquide dialysé de chaque source :

Sources	Précipitation des colloïdes négatifs par l'hydrate de fer électro positif
Dubois	Précipité granuleux avec I à II gouttes. Redissolution à partir de III gouttes.
Célestins.....	Pas de précipité de I à XII gouttes.
Mesdames...	Précipité avec I et II gouttes. Redissolution à partir de III gouttes.
Parc	Précipité avec I, II et III gouttes. Redissolution à partir de IV gouttes.
Chomel.....	Précipité abondant avec I, II, III, IV et V gouttes. Redissolution à partir de VI gouttes.
Grande Grille....	Pas de précipité avec I, II, III et IV gouttes. précipité abondant avec V gouttes. Redissolution à partir de VI gouttes.
Hôpital.....	Précipité abondant avec I, II, III, IV et V gouttes. Redissolution à partir de VI gouttes.
Prunelle....	Précipité avec I et II gouttes. Redissolution à partir de III gouttes.
Lardy	Précipité abondant avec I et II gouttes. Redissolution à partir de III goutttes.
Lucas	Précipité avec I et II gouttes. Redissolution à partir de III gouttes.

Une autre série de recherches faites de la même façon, mais avec le sulfure d'arsenic colloïdal (électro négatif), ne m'a donné aucun précipité dans tous les cas.

Comme contrôle, j'ai soumis au courant électrique, dans un tube en U, les liquides dialysés des diverses sources. Après 24 heures de transport, le liquide prélevé au pôle positif m'a constamment donné un précipité avec un nombre de gouttes d'hydrate de fer correspondant au tableau précédent pour les sources : *Dubois, Mesdames, Parc, Chomel, Lucas, Grande-Grille, Hôpital, Prunelle* et *Lardy*. Le même liquide, prélevé au pôle positif, ne m'a rien donné avec le sulfure d'arsenic colloïdal. Enfin, le liquide prélevé au pôle négatif ne m'a donné aucun précipité ni avec l'hydrate de fer colloïdal, ni avec le sulfure d'arsenic colloïdal. J'ai cru pouvoir conclure que les colloïdes en suspension dans le sac de dialyse étaient bien électro-négatifs, puisque tous s'étaient transportés au pôle positif.

De tout ceci, on doit retenir que les Eaux de Vichy, sauf les Célestins, contiennent de grandes quantités de colloïdes et, en particulier, des colloïdes électro-négatifs dans des proportions variables.

Les recherches plus récentes de M. R. Glénard ont confirmé la présence de colloïdes électro-négatifs dans les sources de Vichy et leur absence dans la source des Célestins.

Où se forment ces colloïdes et quelle est leur nature? C'est ici que la question devient compliquée et, pour l'instant, nous en sommes réduits à des hypothèses, sans doute très vraisemblables, mais nécessitant encore d'autres recherches pour être démontrées.

Parmi ces recherches, il convient de signaler les travaux de MM. J. et G. Bardet sur la *spectrographie* des Eaux de Vichy. En dehors des substances déjà indiquées, les auteurs ont pu reconnaître la présence des corps rares suivants :

1° Aluminium ;	9° Glucinium ;
2° Argent ;	10° Manganèse ;
3° Arsenic ;	11° Plomb ;
4° Bismuth ;	12° Thallium ;
5° Cuivre ;	13° Titane ;
6° Etain ;	14° Tungstène ;
7° Gallium ;	15° Vanadium ;
8° Germanium ;	16° Zinc.

Parmi ces corps rares : l'argent, le bismuth, l'étain, le gallium, le germanium, le plomb, le titane ne peuvent guère se trouver qu'en suspension, c'est-à-dire à l'état colloïdal. La présence du gallium, du germanium et du thallium indique l'origine profonde de nos Eaux.

MM. J. et G. Bardet, opérant sur des quantités considérables d'eau de Vichy, ont pu doser chimiquement certains corps importants. De leurs recherches, ils concluent : « En résumé, l'analyse chimique des Eaux de Vichy a permis, grâce à la possibilité d'opérer sur des quantités très importantes de liquide, d'isoler l'arsenic, l'étain, le germanium et le tungstène, non parce que ces corps sont contenus dans l'eau en quantités plus importantes que les autres, mais parce qu'il nous a paru intéressant de les rechercher. »

Les colloïdes des Eaux Minérales agissent sur l'organisme, soit *directement*, soit par leur *association* avec les *électrolytes* de ces mêmes Eaux. On sait que les liquides de l'organisme sont très riches en *colloïdes électro-négatifs* et en *électrolytes*. Or, liquides organiques et eaux minérales étant les uns et les autres des mélanges d'électrolytes et de colloïdes, on peut présumer de l'intensité des réactions chimiques qui doivent se produire lorsque les éléments dissous ou en suspension entrent en contact avec un dynamisme extrêmement puissant. En effet, en ce qui concerne les colloïdes, on sait qu'ils sont doués en général d'une *action catalytique*, c'est-à-dire que de très faibles quantités de substances à l'état colloïdal sont capables de déterminer des réactions chimiques considérables.

MM. A. Robin et G. Bardet ont constaté que des injections de solutions colloïdales, contenant quelques dix millièmes de gramme d'un métal tel que le palladium, le platine, l'or, l'argent, etc., produisaient tous les mêmes effets, qui étaient les suivants :

1° Augmentation de l'urée, qui peut s'élever de plus de 30 o/o et atteindre des proportions considérables ;
2° Augmentation du coefficient d'utilisation azotée ;
3° Augmentation de l'acide urique :
4° Véritable décharge d'indoxyle urinaire ;
5° Elévation du quotient respiratoire ;
6° Elévation temporaire de la pression sanguine.

On verra plus loin que des résultats analogues sont obtenus avec les Eaux de Vichy en boisson et on ne peut s'empêcher de faire un rapprochement entre les métaux colloïdaux de MM. A. Robin et G. Bardet et les substances colloïdales de nos Eaux.

Il convient encore de signaler les tentatives faites par M. R. Glénard pour mesurer le *pouvoir catalytique des Eaux de Vichy*. J'ai eu l'occasion d'exprimer, devant la Société de Biologie et devant la Société d'Hydrologie de Paris, mon opinion au sujet de la méthode employée et il faut espérer que l'auteur nous donnera bientôt des résultats très intéressants.

En résumé, on voit que la physico-chimie nous ouvre des horizons nouveaux sur le mode d'action des Eaux de Vichy et que c'est à elle que l'on doit s'adresser si l'on veut avoir l'explication de l'énergie considérable que possèdent ces Eaux.

De plus en plus on s'efforce d'étudier l'*action physiologique* des Eaux Minérales, afin d'expliquer leur action thérapeutique. Dans ce but, on expérimente sur l'*homme* sain et sur divers *animaux*. Etant donné l'ancienneté de notre Station et les centaines de mille de malades guéris à Vichy depuis des siècles, les recherches physiologiques n'ont sans doute pas paru impérieusement nécessaires, puisqu'elles sont encore peu nombreuses.

Les médecins de l'Hôpital thermal s'occupent néanmoins très activement de combler cette lacune. Il y a quelques années, la Société des Médecins de l'Hôpital thermal a établi un projet de *laboratoire*, afin de faciliter à la fois des recherches cliniques et des expériences de physiologie. Ce projet a été remis à l'Administration des Hospices de la Ville qui, jusqu'à ce jour, en a retardé l'exécution. Mes confrères et moi, nous attachons une grande importance à l'installation d'un laboratoire thermal, placé sous la direction d'un savant spécialisé, et dans lequel on pourrait faire toutes les recherches qui paraîtraient utiles.

M. Sérégé a fait au laboratoire de physiologie expérimentale de Bordeaux une série d'études sur *la spécificité d'action des sources de Vichy* (Grande-Grille, Hôpital, Chomel et Célestins). Il a pu démontrer que ces sources avaient un mode d'action différent. La Grande-Grille, eau forte par excellence, agirait énergiquement sur la désassimilation et sur la fonction biliaire. L'eau de l'Hôpital, eau moyenne, favoriserait l'assimilation. Elle serait essentiellement alcalinisante et eupeptique. Son action sur le foie digestif serait modérée et progressive. L'eau des Célestins serait nettement diurétique et à ce titre elle aiderait l'organisme à se débarrasser des matériaux de déchet qu'il retient accumulés.

L'eau de Chomel, eau très légère, ne possèderait pas de caractères spécifiques proprement dits. Elle se rapprocherait davantage de l'eau de l'Hôpital que de celle de la Grande-Grille. Elle posséderait en effet, à un moindre degré toutefois, toutes les propriétés de la première, auxquelles elle ajouterait une légère action sur le foie biliaire.

Il serait désirable que des expériences de ce genre

pussent être reprises sur place, à Vichy même, ce que rendrait possible l'installation du laboratoire thermal auquel il a été fait allusion.

M. Pupier, ayant soumis des animaux à l'action de nos Eaux, a observé l'augmentation manifeste du nombre des globules rouges sanguins.

Il n'y a peut-être pas eu de recherches expérimentales suivies concernant le mode d'action des Eaux de Vichy sur l'homme sain. D'après de nombreuses observations des médecins de la Station, il paraît certain qu'un sujet sain est toujours beaucoup moins sensible à l'action de nos Eaux qu'un sujet malade. Ceci explique comment nombre de personnes, venues à Vichy par distraction, peuvent souvent boire aux Sources sans inconvénient. Ce sont tous ou de faux malades ou d'anciens malades guéris. En effet, lorsqu'un malade véritable, cédant à l'esprit d'imitation, veut lui aussi, user des Eaux à sa guise, il ne tarde pas à présenter, soit immédiatement, soit plus ou moins tardivement, des accidents souvent graves et parfois même mortels.

J'ai été plusieurs fois appelé d'urgence pour des cas très graves de ce genre. Il s'agissait soit d'un malade qui avait repris un traitement ancien, soit d'un nouveau venu qui avait cru pouvoir se contenter de vagues indications.

La plupart des personnes qui fréquentent Vichy, malades ou non, ont déjà usé chez elles des Eaux de Vichy transportées, ou comme médication, ou comme eau de table, et elles ne peuvent se faire une idée de l'énergie de l'Eau minérale prise au griffon. Cette eau à la Source est au moins dix fois plus active que l'eau transportée.

Une preuve évidente de l'action énergique de nos Eaux sur les malades nous est encore fourni par ce fait, assez fréquent, que des personnes, de passage à Vichy, peuvent avoir leur première crise de coliques hépatiques ou leur première attaque de goutte, après absorption de quelques verres d'eau. Il a suffi de ces quelques verres pour révéler l'affection dont ces personnes étaient atteintes, bien qu'elle n'eût jamais été soupçonnée jusqu'alors.

Le mode d'action des Eaux de Vichy sur les malades a été très bien étudié par divers médecins de la Station. Il est impossible de pouvoir donner ici une idée de nombreux travaux publiés depuis Claude Fouët jusqu'à ce jour.

Il y a dix ans, dans une brochure intitulée *les Cures de Vichy*, je me suis efforcé de faire la mise au point de l'enseignement qui se dégageait des divers travaux parus jusqu'alors, en particulier de ceux de MM. Max Durand-Fardel et Jean Cornillon.

Aujourd'hui, après douze années de pratique médicale à Vichy, j'ai entrepris d'étendre ce sujet en y joignant les résultats de mon expérience personnelle. Cette entreprise paraît d'autant plus justifiée que, depuis 1910, j'ai proposé une théorie nouvelle du mode d'action des Eaux Minérales, susceptible d'éclairer certaines notions encore assez obscures.

Une cure thermale agit surtout en *augmentant les défenses de l'organisme*.

Si, dans une même Ville d'Eaux, on peut traiter des maladies très différentes les unes des autres, c'est parce que les Eaux Minérales agissent plus sur l'organisme que sur la maladie elle-même. Comment pourrait-on expliquer autrement, à Vichy, la guérison du diabète et de la goutte, en même temps que la guérison d'une métrite ou d'une cystite chronique? Il y a bien le traitement local, mais ce dernier, souvent utile, n'est pas toujours indispensable.

Les Eaux Minérales, contre indiquées et même dangereuses dans les affections aiguës ou subaiguës, sont efficaces dans un grand nombre d'affections chroniques, en exceptant toutefois celles qui sont cancéreuses.

Entre les diverses affections chroniques, qu'elles soient d'origine dyscrasique ou infectieuse, les seuls liens communs sont l'intoxication chronique d'une part et l'impuissance de l'organisme à combattre cette intoxication d'autre part.

Il est admis que, chez tout sujet normal, il y a une immunité relative naturelle contre les intoxications, venues du dedans ou du dehors (endogènes ou exogènes). Par contre, le malade, atteint d'une affection chronique, n'ayant pas cette immunité naturelle qui lui fait défaut par hérédité ou qui est devenue insuffisante accidentellement, n'a plus les défenses nécessaires pour combattre l'intoxication. Toutes ses fonctions sont languissantes, les éléments cellulaires sont à l'état torpide et les glandes en hypofonction.

Les cures thermales, et plus particulièrement la cure de Vichy, ont précisément pour but d'introduire dans l'organisme des colloïdes et des électrolytes qui, à doses minimes, provoquent des réactions intenses et rendent aux cellules affaiblies des malades chroniques l'énergie qui leur fait défaut pour lutter contre les toxines envahissantes.

Cette opinion s'appuie sur les résultats que m'ont donné les recherches que je poursuis sur la *phagocytose* et sur les *réactions humorales* pendant les cures de Vichy.

La phagocytose s'exerce, non seulement vis à vis des particules solides, mais aussi vis à vis des particules liquides. Son action intervient dans les affections chroniques, soit pour éliminer les microbes pathogènes, soit pour détruire et expulser les toxines. On pense que, dans l'immunité, les modifications humorales, et, en particulier, la formation des anticorps, opposés aux antigènes, est fonction de l'activité cellulaire. Phagocytose et immunité humorale sont donc des phénomènes connexes.

Qu'il s'agisse de goutte, de diabète, d'obésité, de rhumatisme chronique, d'anémie, de chlorose, de paludisme, de bronchite chronique, de métrite chronique, etc., etc., c'est toujours l'insuffisance d'immunité ou de phagocytose qui est en cause.

Les eaux de Vichy ont pour effet de provoquer l'élimination des toxines et de favoriser la phagocytose en augmentant l'immunité.

Ces Eaux agissent par action statique, en modifiant l'équilibre humoral, et, par action dynamique, en stimulant les fonctions des cellules de l'organisme.

L'action statique est connue depuis longtemps. On sait que nos eaux agissent sur l'organisme en produisant un véritable lavage des divers tissus. Cette action est déterminée par des échanges osmotiques entre le milieu alcalin, à peu près isotonique, des Eaux Minérales, et le milieu plus ou moins acide des liquides de l'organisme. L'action statique joue un rôle important dans le double mouvement d'assimilation et de désassimilation, dont il a été question précédemment, ainsi que dans l'élimination des toxines et de certaines substances étrangères à l'organisme.

L'action dynamique est une notion toute nouvelle, impliquant un transport des forces, contenues dans les Eaux, aux diverses cellules de nos tissus. C'est la physico-chimique qui a permis de montrer la présence réelle de forces importantes, dans les Eaux, et de nous faire une idée de leur influence sur les cellules vivantes. On a vu, plus haut, que les éléments contenus dans les Eaux de Vichy ne sont pas inertes et qu'ils servent de substratum à diverses formes de l'énergie ; radio-activité, état colloïdal, ionisation, etc. On verra plus loin des preuves de la transmission de cette énergie aux cellules de l'organisme, lorsqu'il sera question des modifications sanguines, des sécrétions glandulaires et de la régularisation des fonctions de nutrition.

Pour l'instant, il suffit d'indiquer qu'on ne peut juger une cure de Vichy d'après ses effets immédiats, les réactions se prolongeant après la cure, l'amélioration désirée peut ne se produire que plusieurs mois après la cessation du traitement thermal. C'est le rôle du médecin consultant de graduer les doses d'eau minérale, suivant la résistance de chaque malade, pour que les réactions à distance ne soient pas trop intenses. Comme la posologie de nos Eaux est extrêmement variable et qu'elle doit être réglée et modifiée suivant la technique de chaque praticien de Vichy et suivant les réactions de chaque malade (ces réactions peuvent différer d'un jour à l'autre), il n'en sera pas question dans cette étude.

La cure de Vichy, toujours complexe, comporte l'usage des Eaux Minérales en *boisson* et l'application de divers *traitements externes*. Lorsqu'il s'agit d'étudier l'action thérapeutique des Eaux de Vichy, il est toujours difficile et parfois impossible de démêler ce qui revient aux différents facteurs susceptibles d'intervenir. Pour ce motif, il conviendra surtout de s'attacher aux généralités, si l'on veut avoir une idée du mode d'action de nos Eaux utilisées soit en boisson, soit en applications externes.

Dans le but d'obtenir le maximum d'activité, l'eau minérale est absorbée le plus souvent à la buvette même, soit à jeun, soit à une période éloignée des repas. On sait que cette eau possède sa plus grande énergie à l'émergence. On sait encore que les médicaments sont plus actifs et plus facilement assimilés dans l'estomac vide.

Il y a pourtant des cas où il serait nécessaire de diminuer l'activité de l'Eau minérale, en l'agitant, en la laissant reposer ou encore en la faisant prendre après les repas.

Lorsque les doses sont modérées, elles sont habituellement bien tolérées et elles déterminent une sensation agréable. Par contre, des doses trop élevées peuvent provoquer chez certains malades des vertiges et de l'ivresse, comme après l'absorption d'une coupe de champagne très gazeux. A cause de l'analogie des phénomènes, dans l'un et l'autre cas, on a cru pouvoir attribuer à l'excès de gaz carbonique ces incidents très passagers et sans gravité.

Chaudes, tempérées ou froides, les Eaux de Vichy ont un goût agréable et un peu piquant. Arrivées dans l'estomac et par suite d'un brusque dégagement de gaz, elles provoquent souvent quelques renvois gazeux.

Pour qu'elles soient mieux tolérées, il est de coutume de fractionner la quantité d'eau journalière à prendre et d'espacer les doses dans le courant de la journée. Le nombre et la quantité des doses sont, en général, progressifs au début du traitement et décroissants vers la fin. Ils varient avec les sources et avec chaque malade dans d'assez fortes proportions.

Chaque source a sa *spécificité* propre, permettant non seulement de l'utiliser dans des maladies différentes, mais encore dans des cas particuliers, suivant la tolérance des malades. D'après les indications de certains ouvrages de vulgarisation, on pense généralement que pour chaque maladie il existe une source spéciale : or, c'est une erreur profonde contre laquelle il importe de réagir. On doit savoir que c'est plus le tempérament et l'état actuel du malade, que sa maladie elle-même, qui orientent vers telle ou telle source les prescriptions du médecin consultant. Par exemple, un malade atteint de coliques hépatiques sera dirigé vers une des sources Chomel, Hôpital ou Grande-Grille, suivant qu'il sera de plus en plus résistant et de plus en plus éloigné de la période de sa dernière crise. Il ne faut pas oublier que certains malades peuvent présenter de l'intolérance pour l'une ou l'autre de ces sources.

Je puis citer, en particulier, le cas d'une de mes malades qui a toujours très bien supporté les cures de Vichy, mais qui a eu des malaises et des vertiges chaque fois qu'elle a essayé des doses, même très modérées, de Grande-Grille.

Toutes ces remarques s'appliquent aux autres sources de Vichy, dans les différentes maladies pour lesquelles plusieurs sources paraissent plus particulièrement indiquées. En résumé, pour le choix des sources et pour l'importance des doses, en ce qui concerne la cure de boisson, le médecin de Vichy considère surtout le tempérament et l'état actuel de chaque malade, ainsi que la tolérance particulière de ce dernier vis-à-vis de chaque source.

Si l'usage des Eaux en boisson est la partie essentielle d'une cure de Vichy, le *traitement hydrominéral externe* est toutefois loin d'être négligeable et, bien que secondaire, il est le plus souvent indispensable.

Les *bains minéraux*, en particulier, jouent un grand rôle, si bien que jadis on les considérait comme aussi efficaces que la boisson. Au XVIIe siècle, suivant les cas, on se baignait seulement ou l'on buvait seulement.

Le bain de Vichy agit par sa thermalité, par la présence des sels et des gaz contenus dans l'eau. Le bain d'eau minérale pure est trop excitant et depuis longtemps déjà on a l'habitude de le diluer avec de l'eau ordinaire. Dès le XVIIIe siècle, à la suite d'un rapport de Vic d'Azyr, on établit des conduites d'eau douce pour atténuer l'action trop excitante des bains minéraux purs.

Il est impossible d'étudier ici toutes les modalités de bains d'eau de Vichy pouvant être utilisées et donnant des effets toni-sédatifs. Ces effets sont toutefois variables, car on peut donner plus d'importance, soit aux effets toniques, soit aux effets sédatifs, en modifiant la température, la minéralisation et la durée d'immersion. Du reste, pour le bain comme pour la boisson, il faut tenir compte de la susceptibilité de chaque malade. Le même bain, très bien toléré par une personne, donnera de l'insomnie à une autre.

Le degré de minéralisation et la présence des gaz, en particulier du gaz carbonique, sont susceptibles d'expliquer l'action toni-sédative des bains sur le système nerveux général.

L'alcalinité de l'eau minérale permet un nettoyage et un décapage plus complet de la peau. Elle facilite la dissolution des enduits sébacées qui encombrent les orifices glandulaires, ce qui a pour résultat d'assurer un meilleur fonctionnement de l'émonctoire cutané.

On a beaucoup discuté sur la pénétration possible des éléments minéraux, contenus dans l'eau des bains de Vichy, mais, jusqu'ici, rien de précis n'a encore été démontré. Il est probable, cependant, qu'une très petite quantité de substances actives traversent la peau à chaque immersion et que ces substances réagissent favorablement sur l'organisme du malade.

L'eau du bain est traversée par des courants électriques, trop faibles pour être perçus par les malades, mais suffisants pour favoriser la pénétration de molécules salines ionisées, à travers la membrane vivante très étendue que forme la peau.

Le bain de Vichy agit très rapidement sur la circulation périphérique, action se traduisant par un léger érythème ou rougeur des téguments. Il agit encore secondairement sur la circulation générale et sur la diurèse qu'il active.

Les Eaux de Vichy sont souvent employées en applications externes pour le *lavage de la peau* ou des *muqueuses*. Dans ce cas, elles agissent par leur alcalinité, par leur isotonicité, par leur asepsie, par leur thermalité, etc.

Avant l'ère de l'asepsie et de l'antisepsie, il était de coutume d'envoyer à Vichy les malades atteints de plaies de mauvaise nature, dont la cicatrisation se faisait mal. Sous l'influence des applications d'eau de Vichy, les plaies étaient tout d'abord avivées, puis elles prenaient meilleur aspect et la cicatrisation était obtenue dans les meilleures conditions possibles.

Certaines *dermatoses*, en particulier celles qui sont qualifiées de dermatoses diathésiques, sont améliorées ou guéries par les applications externes d'eau de Vichy en lavages ou en pulvérisations.

Diverses inflammations chroniques des muqueuses sont justiciables du même traitement. On fait, à Vichy, des lavages des yeux pour des *conjonctivites* chroniques simples. On y fait encore des gargarismes ou des pulvérisations pour combattre les *stomatites* et les *pharyngites* chroniques. Contre les *rhinites* chroniques, il y a les douches nasales.

On connaît la vogue qu'a eu dans la Station le traitement des *gastrites* chroniques par les *lavages de l'estomac*. On avait abusé jadis de ces lavages, mais aujourd'hui ils sont par trop délaissés, car il y a quelques cas dans lesquels ils sont absolument indispensables.

Actuellement, nous assistons au même revirement en ce qui concerne le traitement des *entérites* chroniques par les *lavages d'intestin*, lavages que l'on semble vouloir abandonner après en avoir abusé.

Ici il semble nécessaire d'ouvrir une parenthèse pour expliquer les avantages et les inconvénients des applications d'eau de Vichy sur les muqueuses. Il est certain que la peau supporte mieux que les muqueuses l'excitation déterminée par les Eaux. Lorsqu'il s'agit de traiter une affection des muqueuses, le choix de la source est loin d'être indifférent. Les applications devront, en outre, être plus ou moins espacées et graduées avec soin, si l'on veut éviter des réactions trop intenses, qui pourraient être suivies d'aggravation. Enfin il ne faut jamais pratiquer de lavages de l'estomac ou de l'intestin lorsqu'on soupçonne des ulcérations ou des érosions, ou lorsqu'on a reconnu que le malade, trop sensible, ne peut les supporter. Les applications sur les muqueuses doivent être discrètes, surtout au début du traitement. On a abusé, à Vichy, des doses d'eau minérale et de la pression pour les lavages internes. En résumé, ce qui est critiquable, c'est plutôt la façon dont on a fait les applications d'eau minérale que l'emploi même de cette eau.

La vogue des petites douches internes ou *douches vaginales* n'a, par contre, jamais été contrariée. On utilise ces douches dans le traitement des vaginites et des métrites chroniques.

Parmi les applications externes, il convient de signaler les traitements faits à Vichy avec les *gaz des sources*. Il y a quelques années, on attribuait surtout au *gaz carbonique*, à l'état naissant, l'activité de la thérapeutique gazeuse de nos Eaux. On sait maintenant qu'en outre du gaz carbonique, il y a aussi des gaz rares agissant par leur *radioactivité*. Les gaz des sources, en particulier ceux de la source Chomel, sont employés en inhalations. On utilise encore ces gaz en bains dits carbo-gazeux et en bains hydro-carboniques. Les gaz des sources agissent sur la peau et sur les muqueuses en déterminant des effets sédatifs, des effets topiques ou cicatrisants et des effets régulateurs de la circulation sanguine.

Les cures de Vichy, qu'il s'agisse de boisson ou d'applications externes, ont pour résultat de déterminer, soit des *modifications locales*, soit des *modifications générales*, soit encore des modifications à la fois locales et générales de l'organisme. Ce sont ces modifications, soit locales, soit générales, qu'il convient maintenant d'étudier.

Les *modifications locales* sont faciles à observer dans certaines affections chroniques, telles que les métrites ou les dermatoses. Sous l'influence du traitement hydrominéral, il se produit, après quelques jours de traitement, une phase congestive avec aggravation momentanée de l'affection. Cette période de la cure est particulièrement délicate et doit être très surveillée par le médecin. La phase congestive ne tarde pas à être suivie d'une phase décongestive, indiquant une circulation plus active dans la région lésée. Sous l'influence d'une circulation sanguine plus active, les toxines sont entraînées pour être éliminées. Il y a de plus, localement, un afflux de leucocytes venant jouer leur rôle de phagocytes. Les cellules fixes, jusqu'alors insuffisantes, reprennent une activité nouvelle et contribuent à la phagocytose, soit directement, soit par leurs sécrétions. Après une véritable réaction inflammatoire au niveau de la muqueuse utérine ou au niveau de la peau, dans les affections qui ont été prises pour exemple, on voit la muqueuse ou la peau reprendre leur aspect normal.

Les mêmes phénomènes se produisent sur les autres organes lésés, dans les diverses affections traitées à Vichy. On comprend que les réactions locales du début de la cure doivent être modérées, si l'on ne veut pas aller au devant d'une aggravation.

Les malades, venus souvent de très loin pour faire une cure de Vichy et n'ayant aucune idée du mode d'action des Eaux, augmentent parfois, dans le désir de hâter leur guérison, les doses de boisson du début, parce qu'ils les jugent insuffisantes pour être actives.

Je me rappelle le cas d'une religieuse, soignée par un de mes confrères pour des coliques hépatiques : cette religieuse, que je vis en consultation, ayant dépassé les doses d'eau prescrites par son médecin, transforma une cholécystite simple en cholécystite aiguë grave avec réaction péritonéale. Bien qu'ayant déjà vu plus d'un millier de malades atteints de coliques hépatiques, c'est le seul cas de ce genre qu'il m'ait été possible d'observer. Il n'en est pas moins intéressant, parce qu'il a presque la valeur d'une expérience.

Il est naturel, du reste, que nos Eaux, étant très actives, deviennent nuisibles lorsqu'elles sont mal employées, tout aussi bien qu'elles sont efficaces lorsqu'elles sont convenablement utilisées.

Avant de quitter ce sujet des réactions locales, produites par les cures de Vichy, il y aurait peut-être quelque intérêt à rapporter ici deux cas de lésions de la peau ou des muqueuses, particulièrement rebelles à d'autres traitements, mais très rapidement modifiées par les pulvérisations d'eau de Lucas. J'ai fait choix de ces deux cas à cause de la facilité que j'ai eu de pouvoir contrôler au jour le jour l'influence du traitement hydrominéral. Dans le premier cas, il s'agissait d'un homme atteint de spécificité et présentant à la face et sur le cuir chevelu de vastes ulcérations tertiaires, dont plusieurs étaient de la largeur d'une pièce de cinq francs. Malgré les soins du médecin traitant et malgré l'emploi de divers traitements, rien n'avait pu entraver la marche des lésions.

A Vichy, le malade ne fit aucun autre traitement que le traitement hydrominéral, consistant en cure de boisson et en pulvérisations. Vers la fin de la première semaine de cure, les plaies se nettoyèrent et se mirent à sécréter abondamment. Elles étaient devenues plus saignantes. C'était la période d'aggravation qui parut même inquiéter beaucoup le malade.

A partir de ce moment, des bourgeons se montrèrent au fond des plaies et le travail de cicatrisation commença sous mes yeux. La cicatrisation n'était pas terminée lorsque le malade dût quitter Vichy, mais elle fut tout à fait complète 15 jours à 3 semaines après le retour du malade dans son pays. Ce malade est revenu depuis faire d'autres cures à Vichy et il n'a présenté aucun autre accident depuis sa première cure.

Le second cas est celui d'un malade atteint de leucoplasie bucco-linguale. Ce malade vit divers médecins et suivit de nombreux traitements. Pensant même à une leucokératose spécifique, on lui fit faire des piqûres, tout cela sans résultat; du reste, le Wassermann restait négatif. Le malade fut soumis, à Vichy, à un traitement hydrominéral interne et externe différent de celui qu'avait suivi le malade précédent. Il fut facile d'observer au niveau de la muqueuse linguale et buccale les diverses réactions de la cure. Vers la fin de la première semaine, les muqueuses commencèrent à se dépouiller; elles apparurent foncées et luisantes, avec des placards blanchâtres, découpées en cartes géographiques. De jour en jour on pouvait voir ces placards diminuer d'étendue et l'aspect de la muqueuse redevenir normal.

Voici ce qui a pu être observé au niveau de certaines régions accessibles à la vue. Il n'y a aucun doute que des phénomènes de même nature doivent se produire dans les organes profonds et pour ce motif inaccessibles au contrôle des yeux. A défaut de ce contrôle, le médecin a divers signes cliniques qui lui permettent de se rendre compte des réactions locales profondes et d'apprécier les effets de la cure.

Il ne m'est pas possible de passer en revue tous les

organes, ce serait un travail fastidieux et inutile, mais il paraît tout indiqué d'étudier un peu en détail ceux de ces organes qui sont le plus souvent le siège des maladies traitées à Vichy.

L'action de nos Eaux sur l'estomac varie avec l'utilisation des différentes sources. Ce fait ne trouve pas son explication dans la composition chimique de l'eau minérale, mais au point de vue clinique, il est indéniable. Il suffit d'être médecin et de savoir observer pour voir que l'eau de l'Hôpital est nuisible aux hyperchlorhydriques, tandis que d'autres sources, comme la Grande-Grille et Chomel, leur sont au contraire très favorables. Dans l'exposé qui va suivre, je ne m'inspirerai que des faits que j'ai personnellement observés.

On doit considérer le mode d'action des Eaux de Vichy sur l'estomac au triple point de vue de la *sensibilité*, de la *motricité* et de la *sécrétion gastrique*.

La plupart de nos Sources ont une action excitante sur l'estomac. Elles sont stimulantes et apéritives. Elles agissent favorablement lorsqu'il s'agit d'*hypochlorhydrie*. Par contre, ces mêmes sources aggravent les *hyperchlorhydries* et les *gastrites ulcéreuses*, en augmentant l'excitation gastrique. On ne compte plus les affections de ce genre qui ont été aggravées par l'emploi de l'eau de l'Hôpital.

La *Grande-Grille* et *Chomel* ont, au contraire, une action nettement *sédative* sur l'estomac, à condition évidemment qu'on n'utilise pas ces deux sources dans des cas de gastrites aiguës. Chomel, en particulier, calme rapidement les douleurs et diminue l'appétit exagéré des hypersthéniques gastriques. Dans tous les cas que j'ai observés à Vichy, l'action sédative s'est manifestée dès les premières doses. En général, après 4 ou 5 jours de traitement, toute douleur ou tout malaise avait complètement disparu pour ne plus reparaître pendant toute la durée de la cure. L'action sédative de l'eau de Chomel m'a toujours paru beaucoup plus considérable que celle des diverses médications bismuthées ou alcalines auxquelles la plupart de mes malades avaient été antérieurement soumis. Des essais de laboratoire, faits sur les liquides de stase, m'ont démontré que l'eau de Vichy ne pouvait agir par neutralisation, puisque cette eau est légèrement acide à l'émergence. J'ai pensé que les gaz contenus dans l'eau, ou qui se dégagent au contact de l'eau minérale avec le suc gastrique, devaient jouer le rôle principal dans cette action sédative, mais d'autres facteurs peuvent également intervenir.

L'action des Eaux de Vichy sur la motricité gastrique semble parallèle à l'action sur la sensibilité. La plupart de nos Eaux stimulent la motricité gastrique et agissent favorablement dans les cas d'*atonie gastrique* ou de *dilatation atonique*. Par contre, il faut avoir recours à l'eau de Chomel pour combattre les *spasmes pyloriques* et favoriser l'évacuation de l'estomac dans les *dyspepsies* ou les *gastrites hypersthéniques* et dans l'*ulcère chronique de la région pylorique*.

Les lavages d'estomac sont indispensables dans les grandes stases gastriques, mais ils doivent être pratiqués avec discernement, car ils peuvent être une cause d'aggravation, en particulier dans les gastrites ulcéreuses.

J'ai indiqué, ailleurs, quelques-uns des résultats que j'ai pu obtenir par les Eaux de Vichy, dans diverses formes de sténose pylorique ulcéreuse, j'en rapporterai ici deux cas seulement.

Un malade, souffrant, depuis quinze ans, de violentes douleurs au creux épigastrique, et vomissant tous les jours, depuis plus d'un an, fait une cure à Vichy, en 1910. A son arrivée, l'appétit est bon. On note des douleurs et des brûlures au creux épigastrique, environ deux heures après chaque repas. Au début de la cure, je retire, par tubage à sec, le matin à jeun, 160 centimètres cubes de liquide de stase, sans débris alimentaires ; par tubage, une heure après le repas d'épreuve d'Ewald, je retire 370 centimètres cubes de liquide contenant des débris de pain. Pendant toute la durée de la cure, le malade n'a vomi qu'une seule fois le cinquième jour. Les douleurs et les brûlures d'estomac ont diminué insensiblement et elles ont complètement cessé le douzième jour de la cure, pour ne plus reparaître. L'estomac, qui descendait, au début, jusqu'à l'ombilic, est remonté de deux travers de doigts à la fin de la cure. Enfin, après 20 jours de traitement. le tubage à sec me prouve que l'estomac se vide convenablement, puisque je n'extrais que 2 centimètres cubes de liquide et que l'eau de lavage, introduite après, ressort pure.

La seconde observation de sténose pylorique est celle d'un malade qui souffrait, depuis douze ans, de violentes douleurs gastriques et vomissait beaucoup de liquide acide. Depuis huit ans, la maladie s'était aggravée, les vomissements étaient plus fréquents et plus abondants, les douleurs, extrêmement intenses, obligeaient le malade à se plier en deux. Lorsque je commence la cure de Vichy, les vomissements abondants et en partie alimentaires sont journaliers ou presque depuis 5 mois. On a retrouvé, plusieurs fois, dans ces vomissements, des aliments ingérés quelques jours auparavant. Un premier tubage à sec, et malgré que le malade ait beaucoup vomi la veille, me permet de retirer 160 centimètres cubes de liquide de stase, contenant de nombreux débris d'aliments amylacés. Le lendemain, par tubage à sec, je retire encore à jeun 550 centimètres cubes de liquide, avec résidus alimentaires. Le neuvième jour de la cure, je retire 450 centimètres cubes de liquide de stase avec débris de pain. Le douzième jour, le tubage ne ramène rien. Le dernier jour de la cure, je retire seulement 20 centimètres cubes de liquide légèrement teinté, sans résidus alimentaires. A la fin de la cure, l'estomac qui, au début, était à deux travers de doigts au-dessous de l'ombilic, se trouve au-dessus de l'ombilic.

Pendant toute la durée du traitement, il n'y a pas eu un seul vomissement. Les douleurs et les brûlures ont cessé à partir du neuvième jour pour ne plus reparaître. J'ai cité ces deux observations, parce qu'elles m'ont paru montrer très nettement l'influence favorable et indirecte de l'eau de Chomel sur la motricité gastrique et sur l'hypersécrétion.

J'ai expliqué, en effet, antérieurement, que, dans mon traitement des sténoses pyloriques ulcéreuses, l'eau de Chomel agissait indirectement par la *sédation*. Cette action sédative agit : sur la sensibilité, en calmant les douleurs gastriques ; sur la motricité, en faisant cesser le spasme du pylore, qui s'oppose à l'évacuation de l'estomac ; sur le chimisme gastrique, en diminuant l'hypersécrétion.

D'après ce qui précède, on voit que la cure de Vichy diminue considérablement la sécrétion gastrique chez les gastropathes hypersécréteurs.

Au point de vue qualitatif, le chimisme gastrique semble subir une amélioration, surtout chez les hyperchlorhydriques, mais cette amélioration est probablement passagère, Il n'y a pas lieu de s'en étonner, puisque la qualité de la sécrétion gastrique est fonction de l'activité des glandes de l'estomac et qu'on peut obtenir une guérison, au moins apparente, sans modification qualitative de la sécrétion.

	AVANT LA CURE				APRÈS LA CURE			
	Acidité totale	Chlore total	Chlore fixe	Chlorhydrie	Acidité totale	Chlore total	Chlore fixe	Chlorhydrie
Obs. I....	2,95	4,23	1,24	2,99	2,81	4.23	2 11	2.11
Obs. II....	3,43	4,38	0,87	3,50	3,35	4,38	1 09	3 29
Obs. III...	2,44	3 65	1 38	2,25	2,11	2,21	1.09	1 12
Obs. IV...	2,00	3,28	0 73	2,55	1.24	2.40	1.02	1,32
Obs. V....	2,59	4,23	1.67	2,56	1.89	3.43	1.46	1,97
Obs. VI ..	2,77	3,65	0.87	2.78	2.38	3,28	1 09	2 19
Obs. VII ..	2,44	3,65	1.38	2,25	2.11	2,21	1,09	1.12
Obs. VIII..	2,11	3,57	0,87	2 70	2,11	3,65	1 31	2.34
Obs. IX...	2 11	3,72	1,53	2,19	1 85	3.58	1,46	2.12
Obs. X....	1,82	3.65	1.64	2,01	1,27	3,28	1.75	1 53
Obs. XI...	1,89	3,65	1,75	1.90	1,82	3.50	1.60	1.89
Obs. XII..	1,92	3,90	1,82	2,08	1,82	3,65	1.60	2 05

Le présent tableau résume les recherches de laboratoire que j'ai effectuées chez des malades, atteints d'affections gastriques de différente nature et améliorés par les cures de Vichy. Ce tableau montre que le traitement thermal n'exagère pas le chimisme gastrique chez les hyperchlorhydriques ou chez les dyspeptiques à chimisme normal, comme on l'a si souvent affirmé. Il ne faut pas beaucoup tenir compte des diverses modifications du chimisme gastrique après la cure : diminution de l'acidité totale, de l'acide chlorhydrique libre et de la chlorhydrie. Il y a tout lieu de croire que ces modifications légères sont dues à une alcalinisation secondaire et légère des milieux acides de l'estomac et qu'elles disparaissent après la cure.

L'action locale des Eaux de Vichy sur la muqueuse

gastrique n'a pas été étudiée directement, mais il doit se produire sur cette muqueuse une action semblable à celle que nous avons observée sur les muqueuses accessibles à l'œil. Dans les gastrites chroniques, après une période de réaction plus ou moins intense, la cicatrisation doit s'effectuer. C'est à cause de cette réaction qu'il ne faut pas envoyer à Vichy un malade en période aiguë ou subaiguë ou dont la dernière crise ne daterait pas de plus de deux mois. Dans l'ulcère de l'estomac, on risquerait de voir réapparaître les hématémèses.

L'action des Eaux de Vichy sur le *foie* est universellement connue. Cette réputation est basée sur le grand nombre d'affections hépatiques guéries chaque année dans la Station. Il s'agit toujours d'une action stimulante, plus ou moins intense suivant l'importance des doses et aussi suivant le choix des sources. Les sources les plus employées et par ordre d'énergie ascendante sont : Chomel, Hôpital et Grande-Grille. Il ne faut pas oublier toutefois que les malades présentent une susceptibilité particulière, vis-à-vis de chaque source et qu'on doit en tenir compte. Certains hépatiques, en même temps hypersthéniques gastriques, ne peuvent supporter l'Hôpital.

Ainsi que j'ai pu le constater sur plusieurs malades atteints de fistule biliaire, on observe que, sous l'influence des Eaux de Vichy, la sécrétion biliaire ne tarde pas à devenir plus abondante et la bile plus fluide. Vers la fin de la cure, les sécrétions semblent se régulariser.

Lorsqu'il s'agit de congestion du foie, on ne tarde pas à obtenir une diminution du volume de l'organe, après avoir passé, lors de la poussée thermale, par une phase d'aggravation passagère. On peut éviter la congestion du foie du début de la cure, ou du moins l'atténuer considérablement, en faisant, pendant les premiers jours du traitement, de la dérivation intestinale, soit par des laxatifs salins appropriés, soit par certaine pratiques hydrothérapiques locales.

L'action de nos Eaux sur le foie a une telle importance que certains praticiens n'ont pas hésité à en faire le pivot de l'action thérapeutique des cures de Vichy.

Il est certain que la glande hépatique, grâce surtout à sa fonction antitoxique, joue un rôle très important dans les affections chroniques traitées dans la Station. Il est évident aussi que le foie est toujours influencé par une cure de Vichy quelle qu'elle soit. Cet organe a des sécrétions internes et externes importantes. Il intervient dans la digestion des graisses, retient le glycogène, facilite la destruction des hématies vieillies et détruit les poisons. Or, il semble bien que ces diverses fonctions soient toutes activées par les cures de Vichy.

La cholémie et l'insuffisance hépatique s'améliorent avec nos Eaux, lorsqu'il n'y a pas altération profonde ou destruction d'un trop grand nombre de cellules hépatiques. C'est à cause de la destruction des éléments nobles que les cirrhoses à la dernière période et en particulier les cirrhoses atrophiques ne sont plus curables par les eaux de Vichy. L'action excitante de la cure produit, dans ces cas, une amélioration passagère, mais, comme elle épuise l'énergie des cellules, une aggravation ne tarde pas à se manifester.

Cette action excitante joue au contraire un rôle favorable dans le mode de guérison des affections du foie, précisément justiciables de nos Eaux. On observe fréquemment, vers l'époque de la poussée thermale, une congestion passagère du foie se traduisant par l'augmentation de volume de l'organe. La décongestion se produit peu après et s'accompagne souvent de selles bilieuses indiquant l'hypersécrétion des cellules hépatiques. Les différences d'action des diverses sources de Vichy permettent de graduer l'action excitante sur le foie et d'agir favorablement, aussi bien sur des malades fatigués que sur des malades résistants. Il faut toujours envoyer à Vichy, le plus tôt possible, les malades atteints d'affections hépatiques d'origine diverse (lithiase biliaire, goutte, diabète, paludisme, alcoolisme, etc., etc.). En effet, il est reconnu que nos cures sont ce qu'il y a de plus efficace, comme traitement de ces diverses affections, et que leur action est d'autant plus rapide que la maladie est plus récente.

J'ai eu cependant, comme du reste la plupart de mes confrères de la Station, à traiter des cas graves d'insuffisance hépatique, qui ont été très améliorés et même guéris par une ou plusieurs cures de Vichy.

L'action de nos Eaux sur les *voies biliaires* et sur le *vésicule biliaire* est reconnue comme étant la plus efficace dans le traitement du catharre ou de l'inflammation chronique de ces organes. La guérison, là encore, est obtenue à la suite d'une réaction avec congestion locale suivie de décongestion. Nous avons vu que ces réactions locales doivent être aussi modérées que possible si l'on veut éviter une aggravation et obtenir, à la fin du traitement, l'amélioration désirée. Au cours de ces dernières années, j'ai pu démontrer que les coliques hépatiques étaient le plus souvent déterminées par des poussées de cholécystite plus ou moins intenses. Il n'y a donc aucune raison de chercher à provoquer des coliques hépatiques pendant une cure thermale, sous prétexte de favoriser l'expulsion des calculs, puisqu'on risque d'aggraver une cholécystite latente. Cette méthode, préconisée à Vittel par M. Bouloumié, n'offre que des dangers, car la poussée de cholécystite est plus sûrement déterminée que l'expulsion des calculs biliaires. Du reste, j'ai indiqué que l'expulsion de ces calculs se faisait, le plus souvent, sans crises, soit pendant, soit après la cure de Vichy.

Les recherches poursuivies avec M. V. Léger sur les réactions du sang pendant la cure de Vichy nous ont montré la disparition rapide de la polynucléose qui peut être même remplacée par de la monucléose. Comme la polynucléose est un symptôme d'une affection inflammatoire, et, qu'ici, elle indique la présence de la cholécystite, sa disparition démontre bien que la cure de Vichy agit, dans les coliques hépatiques, en faisant disparaître l'inflammation des voies biliaires. Lorsque l'inflammation a disparu, si les calculs ne sont pas trop volumineux ou si les voies biliaires sont suffisamment dilatées, ces calculs, dis-je, sont expulsés. Par contre, si les calculs sont volumineux, ce qu'on ne sait jamais, et si les voies biliaires sont rétrécies, ce qui est fréquent dans ces cas de cholécystite chronique, il n'y aura aucune chance d'obtenir l'expulsion tout en faisant courir aux malades, soumis à un traitement expulsif, les risques d'une aggravation.

Si j'insiste sur ces différents points, c'est qu'à Vichy, la plus ancienne et la plus fréquentée des Stations pour le traitement des coliques hépatiques, on cherchait jadis à provoquer les crises expulsives, mais que de plus en plus, actuellement, on abandonne cette méthode, qui est reprise, maintenant, dans des Stations plus jeunes. L'essentiel, dans cette question, c'est de produire des faits matériels établissant le bien fondé soit de la méthode violente ou méthode expulsive, soit de la méthode douce, ou méthode anti-inflammatoire ; or, tous les faits recueillis sont en faveur de cette dernière, assurant sans danger une guérison durable. Il n'est plus nécessaire qu'un lithiasique biliaire ait eu beaucoup de crises et ait beaucoup souffert pendant sa cure de Vichy pour guérir, puisqu'on sait maintenant qu'en évitant le plus possible les crises, on assurera plus vite la disparition de l'inflammation et l'expulsion du calcul, si toutefois cette expulsion est possible.

L'action des Eaux de Vichy sur l'*intestin* est variable, suivant le choix et l'utilisation des différentes sources. En général, les eaux minérales froides auraient une action laxative. Par contre, les diarrhéiques, avec hypochlorydrie ou apepsie, se trouveraient mieux de l'usage des eaux de température moyenne. Enfin, les constipés avec hyperchlorhydrie seraient plus facilement améliorés par les sources les plus chaudes.

Qu'il s'agisse de *diarrhée* ou de *constipation*, les Eaux de Vichy agissent en régularisant les sécrétions gastriques et intestinales. Un grand nombre de constipés étant des constipés d'origine hépatique, avec insuffisance de sécrétion biliaire, se trouvent toujours améliorés par les différentes cures de Vichy. Au début du traitement, on observe souvent une recrudescence de la constipation, qu'il est facile de combattre par les adjuvants de la cure thermale. La régularisation des fonctions intestinales apparaît ensuite soit lentement, soit parfois assez rapidement à la suite de débâcles bilieuses.

Les sources chaudes en applications locales (lavages de l'intestin) sont aptes à combattre le *spasme* et l'*hypersécrétion*, dont on connaît les rôles dans diverses affections de l'intestin, et, en particulier, dans l'entérite muco-membraneuse. Les applications locales agissent directement sur la muqueuse intestinale enflammée et permettent la cicatrisation des lésions, ainsi qu'il a été indiqué plus haut.

Les Eaux de Vichy en boisson ou en bains agissent très activement sur les *reins*. Cette action se manifeste surtout par l'augmentation de la *diurèse*. Les eaux froides sont les plus diurétiques ; après elles viennent les eaux tempérées et, en dernier lieu, les eaux chaudes. La diurèse peut être activée dès le début de la cure, mais elle est habituellement plus accentuée après la première semaine de traitement. Cette diurèse doit être surveillée avec soin, car elle varie avec l'état des reins et aussi avec la plus ou moins grande facilité de résorption de l'eau minérale dans l'organisme.

Les cures de Vichy sont bien connues par leur action dans les affections causées par l'uricémie, étant donné leur aptitude à diminuer l'hyperacidité urinaire. Elles ont, en effet, l'avantage d'associer le traitement alcalin à l'action diurétique dans le traitement des affections telles que : goutte, gravelle acide, coliques néphrétiques, etc.

Pour terminer ce paragraphe, déjà long, des actions locales, il suffit d'indiquer que les Eaux de Vichy agissent très favorablement, en lavages et en injections, dans les cystites chroniques et dans les métrites chroniques. Le mode d'action est ici analogue à celui qu'on observe sur les autres muqueuses : congestion et réaction, décongestion et cicatrisation.

Le mode d'action des Eaux de Vichy sur l'état général est intéressant et complexe. Il peut se résumer brièvement en ces quelques mots : *élimination des toxines, augmentation des défenses de l'organisme*. Dans cette action interviennent divers facteurs : les uns sont d'ordre statique et les autres d'ordre dynamique. Nous allons maintenant les examiner successivement.

La cure de Vichy, toujours complexe, comporte l'usage des Eaux en boisson et l'application de divers traitements externes. Il est difficile de démêler la part qui revient aux diverses médications utilisées ; toutefois, il convient d'attribuer à la boisson le rôle le plus important.

L'*action statique* se traduit par des modifications de la circulation sanguine, apparaissant dès les premiers jours de la cure. J'ai noté, en général, une élévation de la tension artérielle, de plus en plus accentuée jusqu'au moment de la crise thermale. Après la crise thermale, cette même tension, quelle que soit sa valeur, a une tendance très nette à se régulariser. MM. V. Raymond et J. Gantrelet ont toujours trouvé une diminution de la tension artérielle. Toutefois, ces auteurs n'ont fait des recherches que sur un petit nombre de malades et, de plus, ils n'ont pas tenu compte de la tension avant la cure. Ils ont attendu quelques jours, c'est-à-dire précisément l'époque où l'hypertension est déjà très manifeste, d'où l'écart de leurs chiffres, indiquant à la fin une diminution de tension.

Mes recherches personnelles ont porté sur plusieurs centaines de malades ; elles ont toutes été faites avec le sphygmomanomètre de Potain, dont j'ai une assez grande habitude pour qu'on puisse écarter diverses causes d'erreur individuelles.

Voici un tableau que j'ai établi pour montrer les variations de la tension artérielle pendant la cure de Vichy. (Voir page suivante.)

Dans ce tableau, la lettre F signifie femme ; la lettre H, homme.

La tension normale est de 14 à 16 chez la femme et de 16 à 18 chez l'homme.

La lettre C indique le jour de la poussée ou de la crise thermale.

Le mode d'action des Eaux de Vichy sur la tension artérielle nécessite quelques explications. Au début du traitement, les principes minéraux, contenus dans l'eau prise en boisson, pénètrent par osmose à travers les membranes de revêtement du tube digestif et, comme les émonctoires ne fonctionnent pas encore très activement, ils s'accumulent dans le système porte. La congestion portale, se manifestant par l'augmentation de volume du foie, est, en effet, un phénomène très fréquemment observé au début de la cure.

Jours de Cure	Tension normale				Hypotension				Hypertension						
	Obs. I. F	Obs. II. F	Obs. III. F	Obs. IV. H	Obs. V. F	Obs. VI. F	Obs. VII. H	Obs. VIII. H	Obs. IX. F	Obs. X. F	Obs. XI. F	Obs. XII. F	Obs. XIII. F	Obs. XIV. H	Obs. XV. H
1	14	14	14	18	13	11	14	13	20 1/2	19	17	18 1/2	20	23	19 1/2
2	»	»	»	»	»	»	»	»	»	»	»	»	»	»	»
3	16	»	»	»	15	13	»	13	»	16	»	18	»	»	»
4	»	»	»	18	»	»	16	»	»	»	»	»	20 1/2	21	»
5	»	»	18	»	»	»	»	13	»	»	»	»	»	»	19
6	»	»	»	20	13	»	»	»	»	»	»	»	22	»	»
7	14	C »	»	»	»	»	C 15	C 14 1/2	»	»	»	»	»	»	»
8	C »	»	C »	C 18	»	»	»	»	»	C	C 19/12	18	C 21	»	C »
9	14	»	»	»	»	15 1/2	»	»	20	»	»	»	»	»	»
10	»	»	14 1/2	»	»	»	15	14	»	»	»	»	18 1 2	21	18
11	»	14	»	»	»	»	»	»	»	»	»	»	»	»	»
12	»	»	»	»	»	»	»	»	»	16 1/2	16	»	»	»	»
13	»	»	14 1 2	»	»	»	»	»	»	»	»	»	17 1/2	21	»
14	»	»	»	»	»	16	»	»	»	»	»	»	»	»	»
15	14	»	»	»	15	»	»	»	»	»	»	»	»	»	»
16	»	»	»	»	C	»	16	15	C 19	»	»	»	»	20	»
17	»	»	»	»	»	»	»	»	»	»	»	»	18	»	»
18	»	»	»	»	»	16	»	»	»	»	»	»	»	»	»
19	»	»	»	»	»	»	»	»	17	»	15 1/2	»	»	20	»
20	»	»	»	»	»	»	»	»	»	»	»	»	»	»	»
21	»	14	14	16	15	16	16	»	15	16 1/2	»	16	16	19	18

A cette période, non seulement les toxines ne sont pas éliminées convenablement, mais elles sont retenues en plus grande quantité, d'où une sorte de surintoxication qui précède la crise thermale. Il s'agit là d'une action statique ou purement mécanique. La crise thermale est la première manifestation de défense de l'organisme ; c'est, suivant l'expression de M. Victor Raymond, une réaction humorale. Au moment de la crise thermale, la congestion est à son maximum, au niveau des organes lésés et au niveau du système porte. Cette congestion est un obstacle à la circulation sanguine artérielle, d'où l'augmentation de tension artérielle au début des cures. Puis, brusquement, au moment de la crise thermale, l'organisme met en jeu ses émonctoires pour se débarrasser des toxines et aussitôt la congestion disparaît en même temps que les milieux de l'organisme reprennent leur équilibre statique. A partir de ce moment et jusqu'à la fin de la cure la circulation devient plus active, les éliminations se font mieux et la tension artérielle tend à se régulariser. Les mêmes phénomènes peuvent se présenter, qu'il s'agisse d'hypertension, de tension normale ou d'hypotension.

Certains malades n'ont pas d'élévation de tension et pas de crise thermale, ce sont ceux dont les émonctoires (peau, reins, intestin, voies respiratoires) fonctionnent dès les premiers jours. Du reste, le médecin de Vichy a toujours la possibilité de faciliter les éliminations et d'atténuer la crise thermale à l'aide de diverses pratiques bien connues dans la station et sur lesquelles il est inutile d'insister. C'est là, du reste, un précieux avantage, puisqu'il permet d'appliquer la cure de Vichy à des malades présentant de l'hypertension artérielle en régularisant à volonté la tension artérielle. Ceci permet encore d'atténuer la période congestive dans les cas où il est utile de le faire.

Pendant toute la durée de la cure thermale, le médecin surveille la façon dont se font les éliminations et facilite celles-ci afin d'assurer la désintoxication de l'organisme. Dans ce but, il peut avoir recours aux divers adjuvants des cures, tels que la balnéothérapie, l'hydrothérapie, les douches-massages, les bains de vapeur, les bains de lumière, etc., etc.

S'il juge utile de favoriser l'exonération du gros intestin, il utilise de préférence des procédés doux, mais suffisants. On doit, du reste, faire remarquer que si les débâcles bilieuses sont toujours considérées comme favorables, elles ne sont pas cependant indispensables, ainsi que certains malades le croient.

L'action des Eaux de Vichy sur la circulation générale et sur la circulation locale augmente le débit sanguin dans tout l'organisme et, en particulier, au niveau des reins. L'augmentation de l'activité circulatoire au niveau des reins provoque la diurèse.

L'Eau de Vichy n'est pas un simple diurétique hydrurique, c'est-à-dire qu'elle n'a pas seulement pour résultat de modifier la quantité des urines, mais qu'elle est encore capable de faire varier les éléments normaux ou anormaux de l'urine.

La quantité des urines peut doubler et même tripler, pour tendre ensuite à se rapprocher de la normale. La diurèse est augmentée plus ou moins rapidement. Elle peut être plus intense dès le début du traitement. Le plus souvent, elle atteint son maximum au moment de la crise thermale. Il est de règle d'observer, après cette période, une augmentation des divers coefficients azoturiques, indiquant une meilleure assimilation et aussi une désintoxication plus ou moins considérable. L'acidité totale a une tendance à baisser vers la fin de la cure. Pendant toute la durée du traitement, il y a des débâcles d'urates et d'acide urique et consécutivement à ces débâcles une diminution des mêmes éléments. Les chlorures augmentent chez les uns et diminuent chez les autres. Il est difficile de faire la part du régime ou la part des Eaux dans l'explication de ces variations. Les phosphates tendent à se rapprocher de la normale.

En même temps que l'action statique, il convient de considérer l'*action dynamique* des Eaux de Vichy. L'action dynamique implique le transport dans l'organisme des forces contenues dans les Eaux minérales. On a vu, au début de ce travail, les recherches qui ont permis de prouver la présence de ces forces dans nos Eaux.

Les malades traités à Vichy sont tous des intoxiqués

chroniques qui, par suite de l'insuffisance fonctionnelle des diverses cellules de l'organisme, ne peuvent lutter convenablement contre l'envahissement des toxines. D'où vient cette insuffisance fonctionnelle ? Les arthritiques, les dyspeptiques, les hépatiques, etc., présentent des troubles de la nutrition que l'on attribue depuis longtemps au ralentissement de la nutrition générale.

Or, les Eaux de Vichy ont pour effet d'activer cette nutrition générale en stimulant les sécrétions glandulaires et les fonctions cellulaires des tissus de l'organisme. Sous cette influence, l'immunité reparaît et on observe un relèvement de l'état général.

Dans toutes les maladies traitées à Vichy, on retrouve : l'*intoxication* et l'*insuffisance de défense de l'organisme*. Cette constatation m'a amené à dire que dans les affections chroniques il y avait anaphylaxie, c'est-à-dire *défaut de défense*. La perte de l'immunité a pour conséquence l'envahissement de l'organisme par les toxines, que ces toxines viennent de l'intérieur ou de l'extérieur. De fait, les arthritiques et les malades atteints d'affections chroniques sont particulièrement sensibles à l'action des toxiques exogènes (médicaments, alcool, morphine, etc.). Ils sont encore sensibles aux toxines endogènes, ce qui nous ramène, pour l'arthritisme, à la théorie de l'auto-intoxication. On comprend aussi que, chez certains arthritiques, les toxines seront en excès si l'alimentation est viciée ou trop abondante.

Quelles sont donc les causes de ce défaut de résistance, de cette insuffisance d'immunité ? C'est évidemment le nombre trop restreint des anticorps, qui ont pour rôle de neutraliser et de détruire leurs antigènes, c'est-à-dire, en particulier, les toxines.

La formation des anticorps est fonction de l'activité cellulaire des divers tissus, de l'activité leucocytaire et, plus particulièrement, peut-être, de l'activité des cellules glandulaires. La plupart des glandes de l'organisme doivent intervenir dans sa défense. Le foie joue certainement un rôle de première importance, à cause de son action antitoxique. D'autres glandes doivent aussi intervenir, dont le rôle est moins bien connu, mais il suffit de signaler les glandes à sécrétion interne, dont l'importance grandit chaque jour.

L'action des Eaux de Vichy sur toutes les cellules glandulaires doit être considérable, si l'on en juge par leur influence sur les sécrétions biliaires et sur la sécrétion rénale. Les modifications de l'état général étant durables, on doit en conclure que les cures de Vichy agissent sur les cellules vivantes par action dynamique, en leur rendant leur énergie.

Les recherches que j'ai poursuivies avec M. V. Léger, nous ont permis de démontrer l'influence des Eaux de Vichy sur certaines cellules de l'organisme. Les phases d'hypoleucocytose et d'hyperleucocytose alternantes, que nous avons indiquées, correspondent à des réactions de défense avec destruction et élimination de toxines. La disparition de la polynucléose et l'apparition de la mononucléose avec éosinophilie, sont l'indice d'un retour à l'immunité, d'une sorte de désanaphylactisation par les Eaux de Vichy. Ces recherches nous ont paru offrir un grand intérêt, étant donné qu'elles ont permis d'appuyer sur des bases solides l'hypothèse que j'avais déjà émise au sujet du mode d'action des cures de Vichy.

Les effets sur la nutrition générale sont la conséquence de tout ce qui précède. L'action stimulante des Eaux sur les sécrétions glandulaires et sur les fonctions cellulaires, a pour conséquence le relèvement de la nutrition générale. On observe, en effet, que les cures de Vichy ont une action éminemment reconstituante. Les modifications observées du côté des urines indiquent également une augmentation des oxydations de l'organisme.

L'action sur l'état général n'est pas passagère, mais au contraire prolongée, puisqu'elle est même beaucoup plus accentuée plusieurs mois après la cure que pendant la durée du traitement. On observe encore que les malades non seulement se défendent mieux contre les manifestations de leur maladie, mais que, bien plus, ils acquièrent une immunité plus considérable vis-à-vis d'autres maladies intercurrentes.

Il serait facile de montrer comment les indications et les contre-indications des Eaux de Vichy ressortent des notions précédemment exposées au sujet de l'action thérapeutique de ces Eaux.

Indications spéciales des Eaux de Vichy

Intoxications :

Auto-intoxications.
Alcoolisme.
Intoxications alimentaires ou médicamenteuses.
Paludisme.

Arthritisme :

Goutte floride.
Diabète gras.
Rhumatisme chronique.
Gravelle urique.

Estomac :

Hyperchlorhydrie.
Dyspepsies secondaires.
Ulcère chronique.
Hypochlorhydrie.

Foie :

Ictère chronique.
Congestion du foie.
Cirrhose hyperthrophique.
Coliques hépatiques.
Cholécystite chronique.
Catarrhe des voies biliaires.

Intestin :

Diarrhée arthritique.
Diarrhée des pays chauds.
Entérites chroniques.

Reins :

Gravelle acide.
Coliques néphrétiques.

Autres Indications

Convalescence des fièvres graves.
Obésité.
Albuminurie dyspeptique.
Albuminurie dyscrasique.
Constipation chronique.
Entéro-colite muco-membraneuse.
Cystite chronique (acide).
Névrites infectieuses ou dyscrasiques.
Affections des voies respiratoires d'origine dyscrasique.
Affections cutanées d'origine dyscrasique.
Gangrène sèche des diabétiques.
Diabétides.

Contre-Indications

Affections aiguës ou subaiguës.
Tuberculose avec fièvre.
Affections cancéreuses.
Affections cardiaques non compensées.
Néphrites.
Urémie.
Débilité trop grande.

Le tableau synoptique ci-contre suffira à renseigner le lecteur qui voudra bien se reporter aux différents paragraphes où il a déjà été question des intoxications, de l'arthritisme, de l'estomac, du foie, de l'intestin, etc.

Dans cette étude sur les Eaux de Vichy, j'ai indiqué, à côté de notions d'ensemble, déjà connues, des théories nouvelles qui complètent et éclairent divers points encore obscurs concernant le mode d'action des cures thermales.

D'autres travaux viendront certainement s'ajouter à ceux qui ont été exposés ici, car l'hydrologie médicale est en pleine période d'évolution.

Sans attendre plus longtemps, il était intéressant de montrer tous les avantages que la thérapeutique thermale de Vichy doit retirer de l'utilisation pratique des recherches scientifiques récentes.

Issoudun. — Imp. H. Gaignault, 15, rue Victor-Hugo.

www.ingramcontent.com/pod-product-compliance
Ingram Content Group UK Ltd.
Pitfield, Milton Keynes, MK11 3LW, UK
UKHW022143170726
13837UKWH00004B/1750

9 782329 145884